Quiero ser doctor

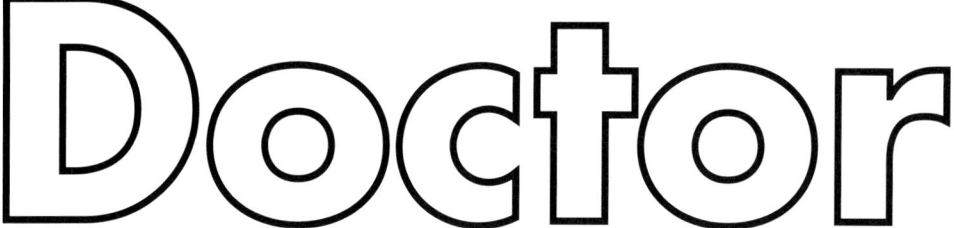

QUIERO SER
Doctor

DAN LIEBMAN

FIREFLY BOOKS

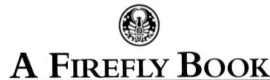

A FIREFLY BOOK

Publicado por Firefly Books Ltd. 2000

Primera edición

Datos sobre la catalogación antes de la publicación.

Liebman, Daniel
    Quiero ser doctor

ISBN 1-55209-463-4 (encuadernada)   ISBN 1-55209-461-8 (en rústica)

1. Doctores – Literatura juvenil.   I. Título.

R690.L53 2000   j610.69'52   C99-932467-5

Publicado en Canadá en 2000 por
Firefly Books Ltd.
3680 Victoria Park Avenue
Willowdale, Ontario, Canadá
M2H 3K1

Publicado en Estados Unidos en 2000 por
Firefly Books (U.S.) Inc.
P.O. Box 1338, Ellicott Station
Búfalo, Nueva York, EE UU
14205

Créditos por las fotografías:

© First Light/John Curtis, front cover.
© Schmid-Langsfeld, The Image Bank, page 5.
© Max Schneider, The Image Bank, page 6.
© Kay Chernush, The Image Bank, pages 7, 24.
© Weinberg/Clark, The Image Bank, pages 8-9.
© Juan Silva Productions, The Image Bank, back cover, pages 10, 21.
© Steve Niedorf Photography, The Image Bank, page 11.

© Jay Freis, The Image Bank, page 12.
© Alvis Upitis, The Image Bank, page 15.
© Ben Weaver, The Image Bank, page 16.
© Patti McConville, The Image Bank, page 17.
© Vladimir Lange, The Image Bank, page 18.
© Al Harvey, page 19.
© Kit Kittle/Corbis, page 20.
© Robert Graves/Corbis, page 21.
© Romilly Lockyer, The Image Bank, page 22.

Diseño de Interrobang Graphic Design Inc.
Impreso y encuadernado en Canadá por Friesens, Altona, Manitoba

Canadä

El editor agradece el apoyo financiero del Gobierno de Canadá, a través del Programa de ayuda al desarrollo de la industria editorial, para sus actividades editoriales.

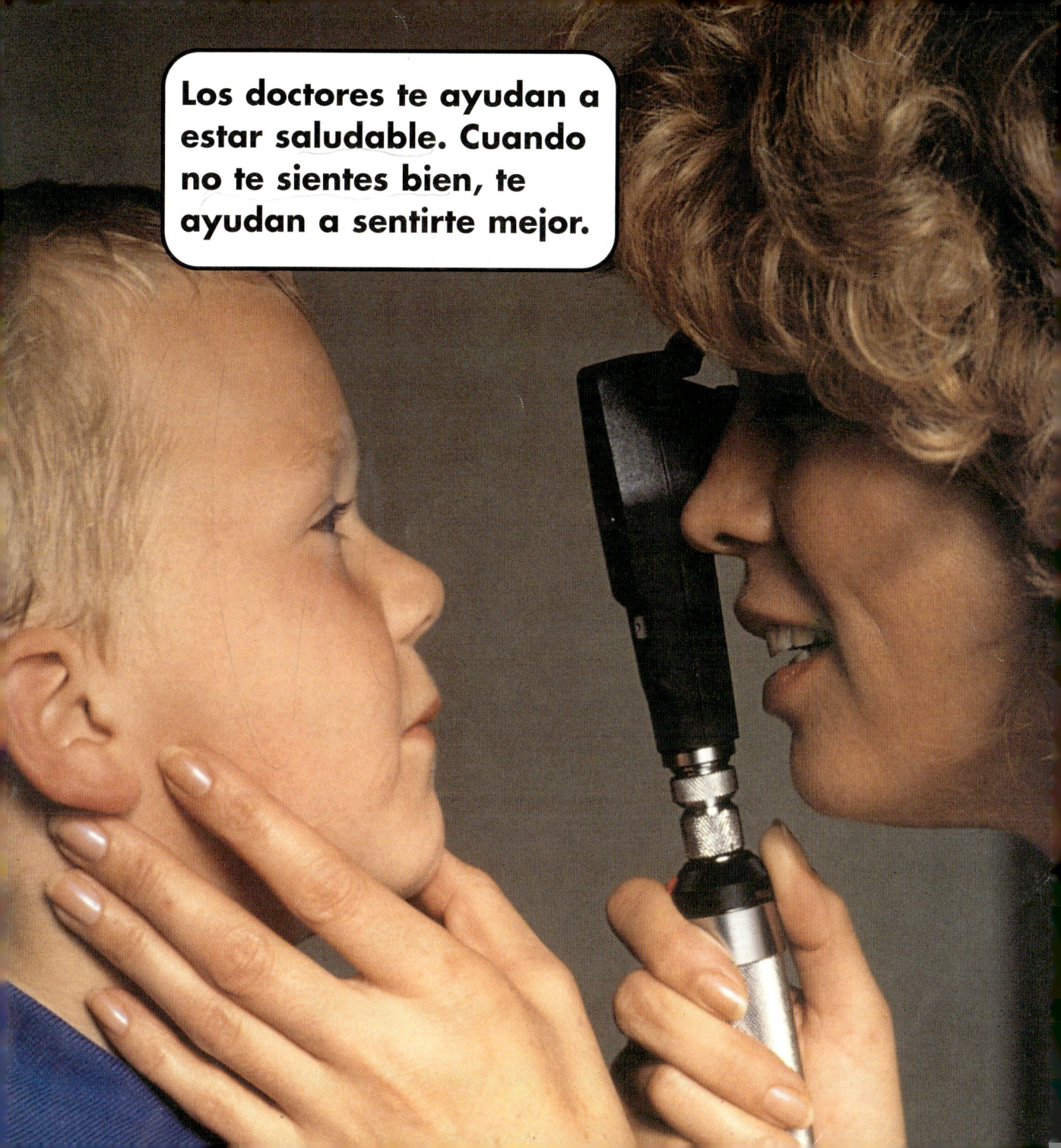

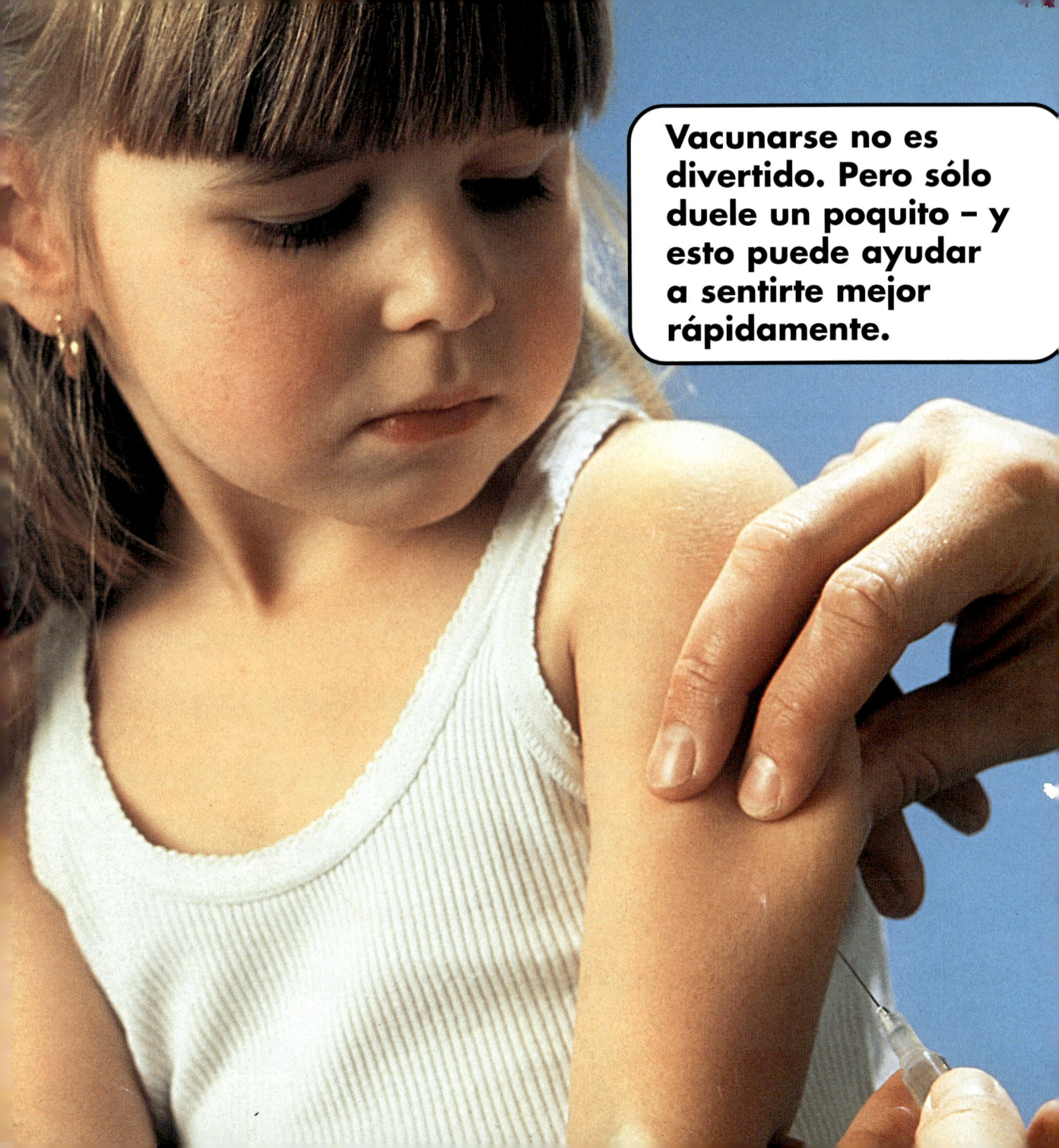

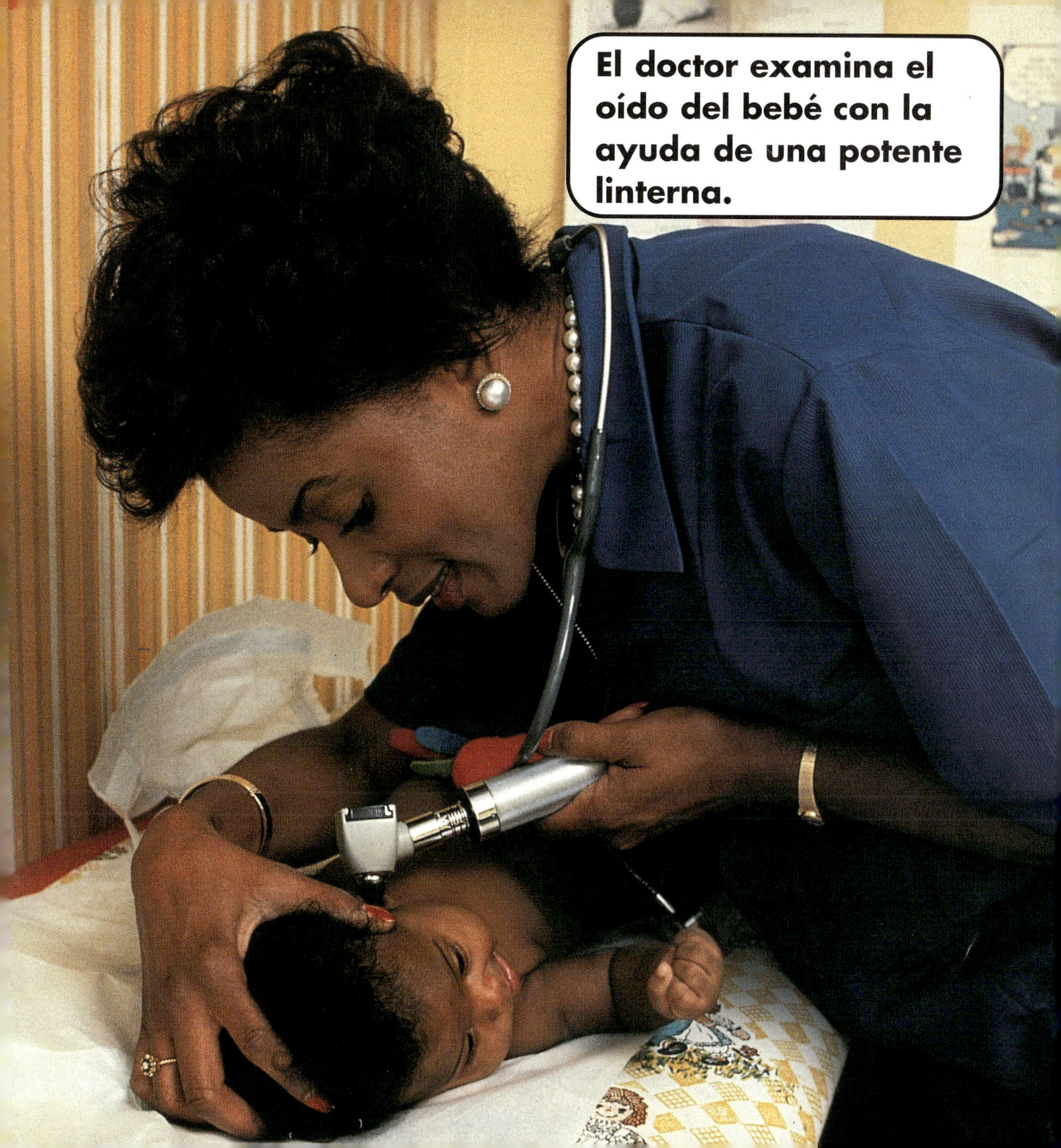

El doctor examina el oído del bebé con la ayuda de una potente linterna.

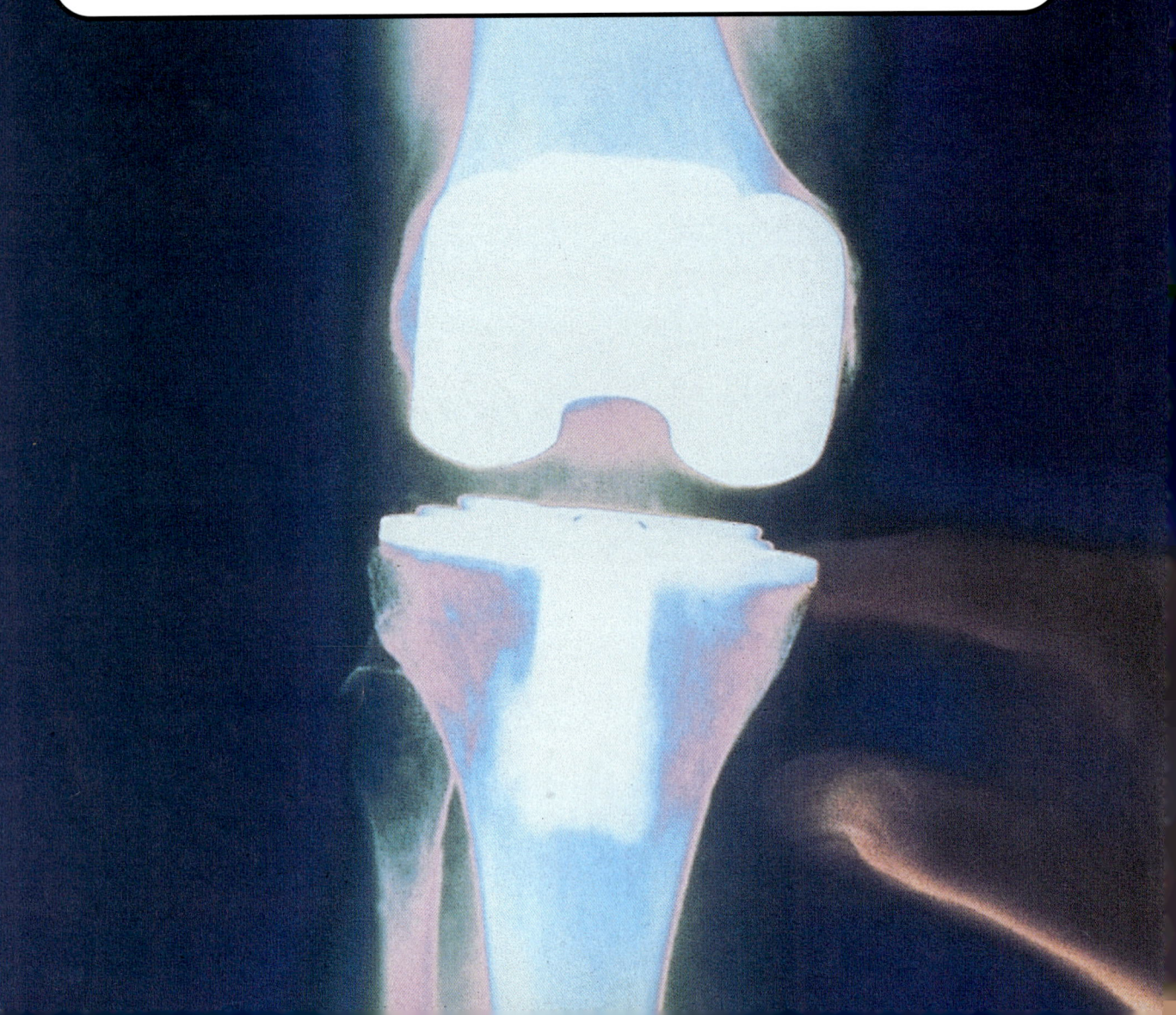

Los rayos X muestran al doctor cómo está el cuerpo bajo la piel. El doctor está examinando si hay huesos rotos.

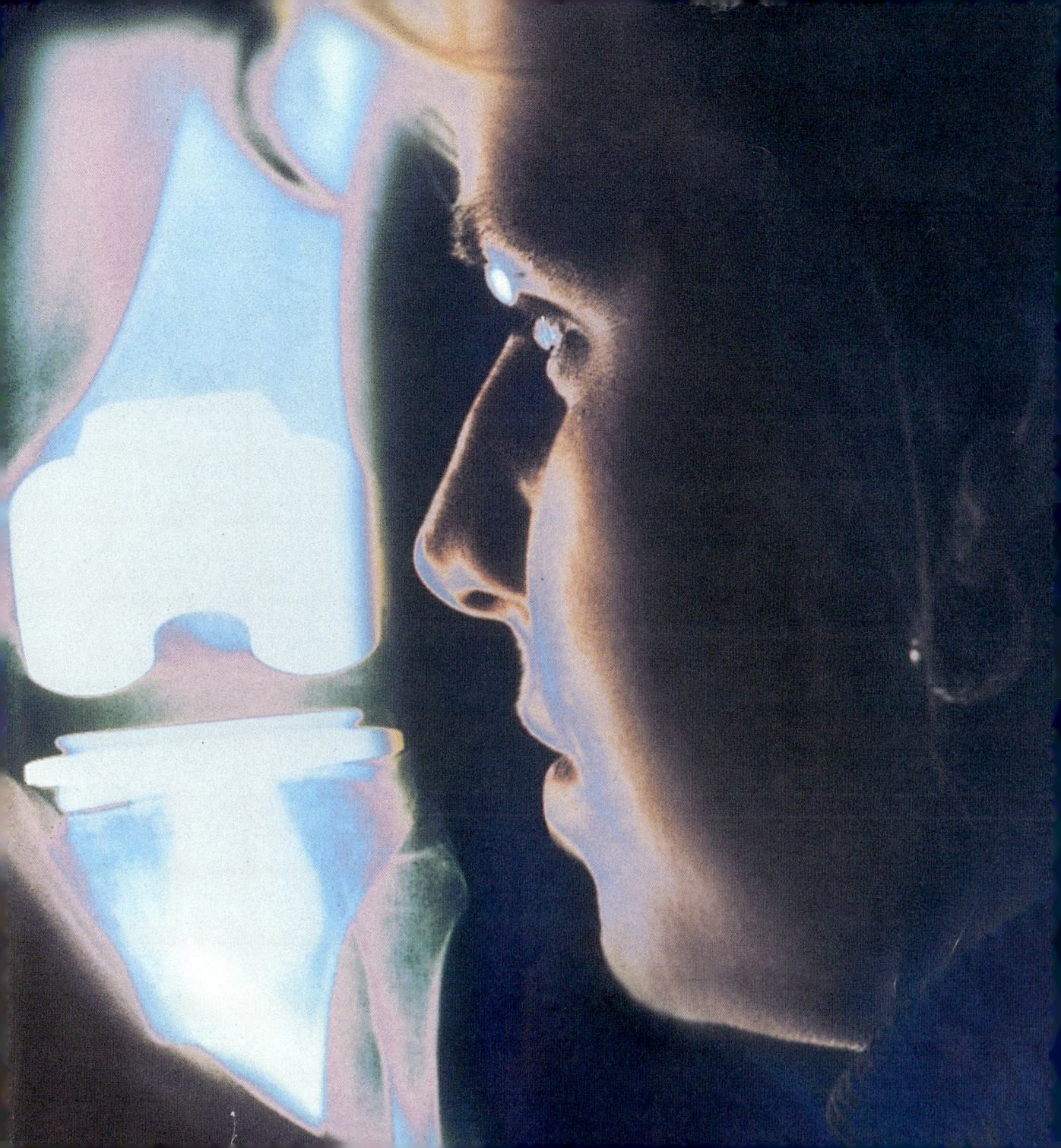

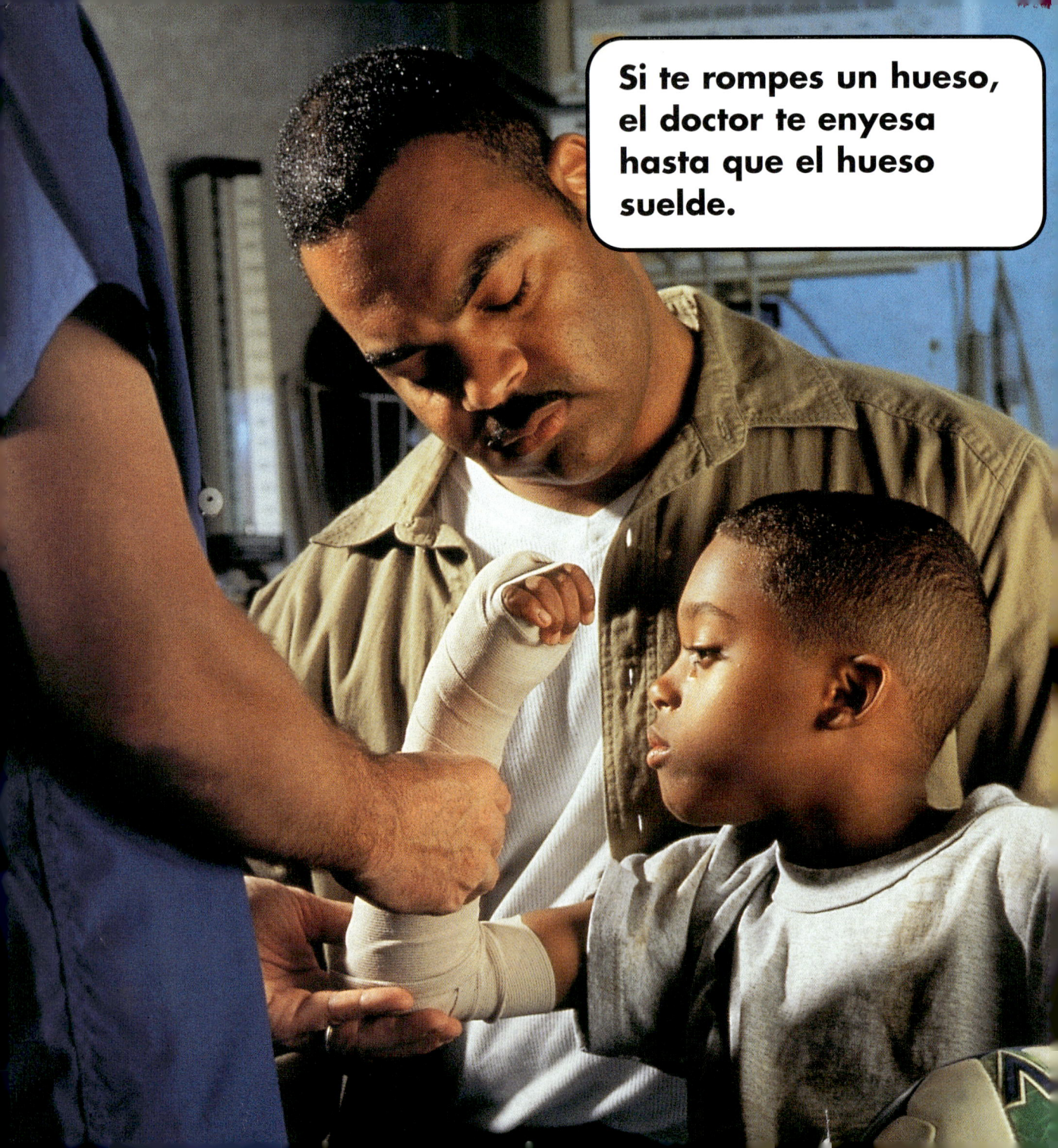

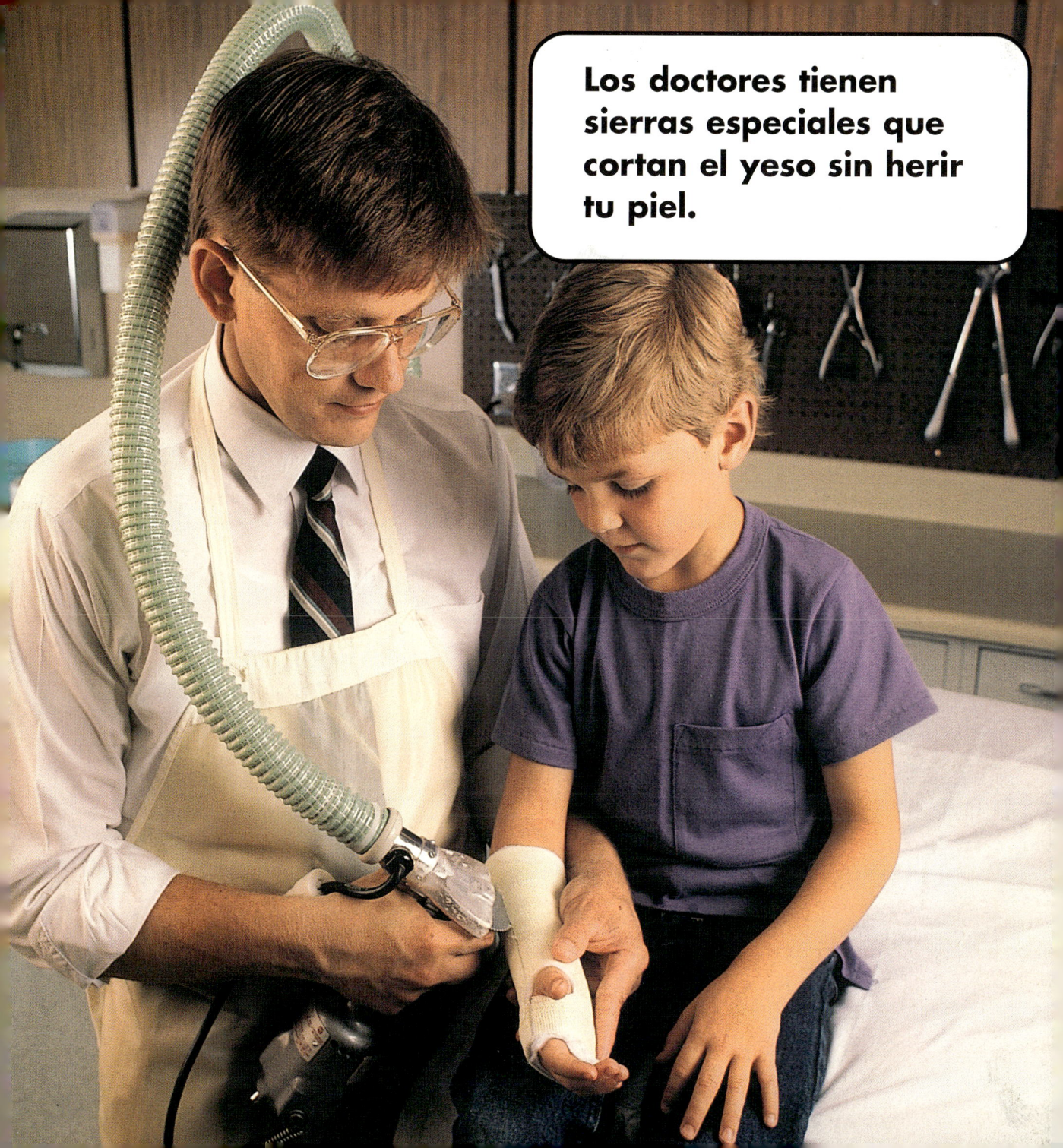

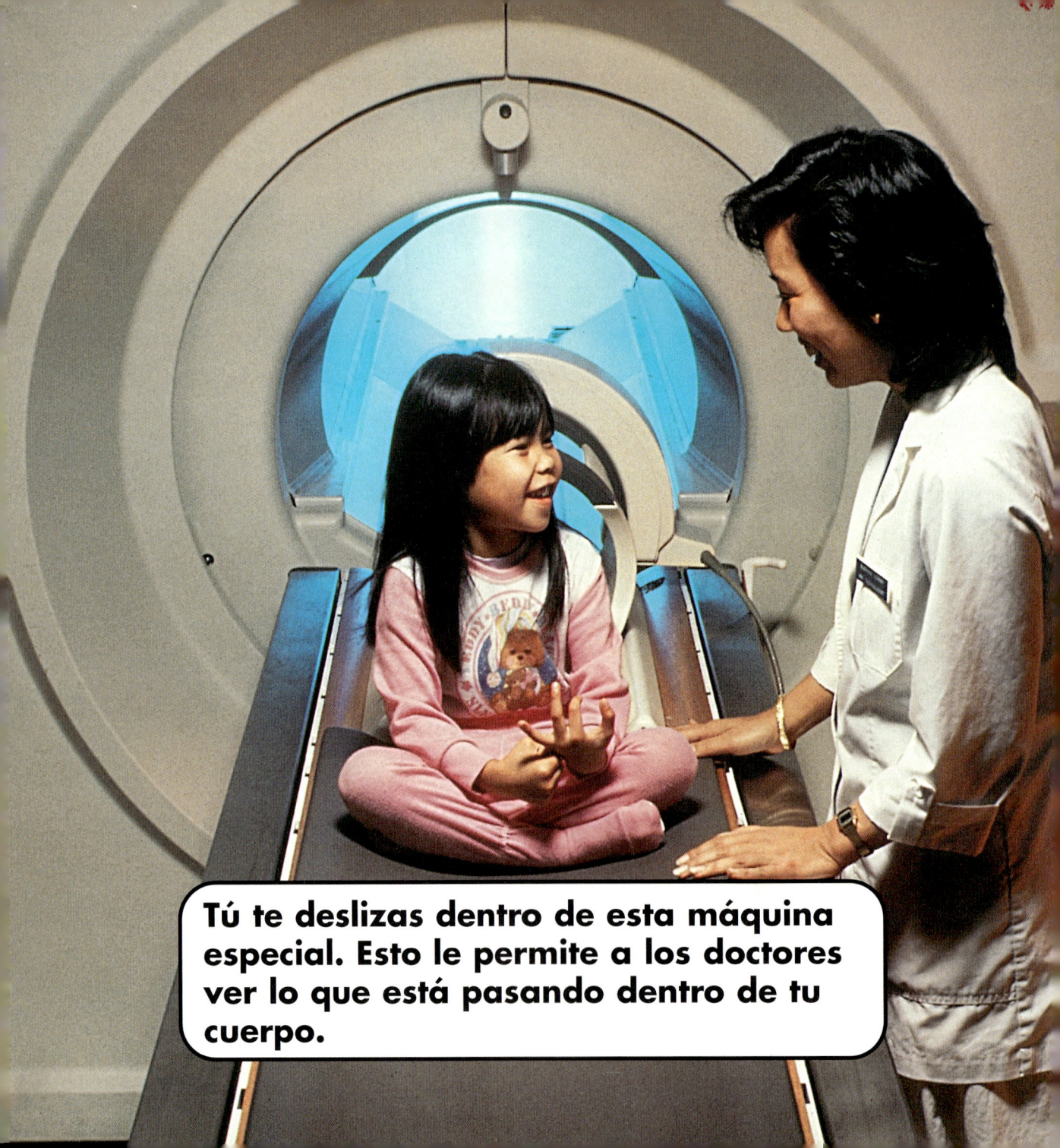

Tú te deslizas dentro de esta máquina especial. Esto le permite a los doctores ver lo que está pasando dentro de tu cuerpo.

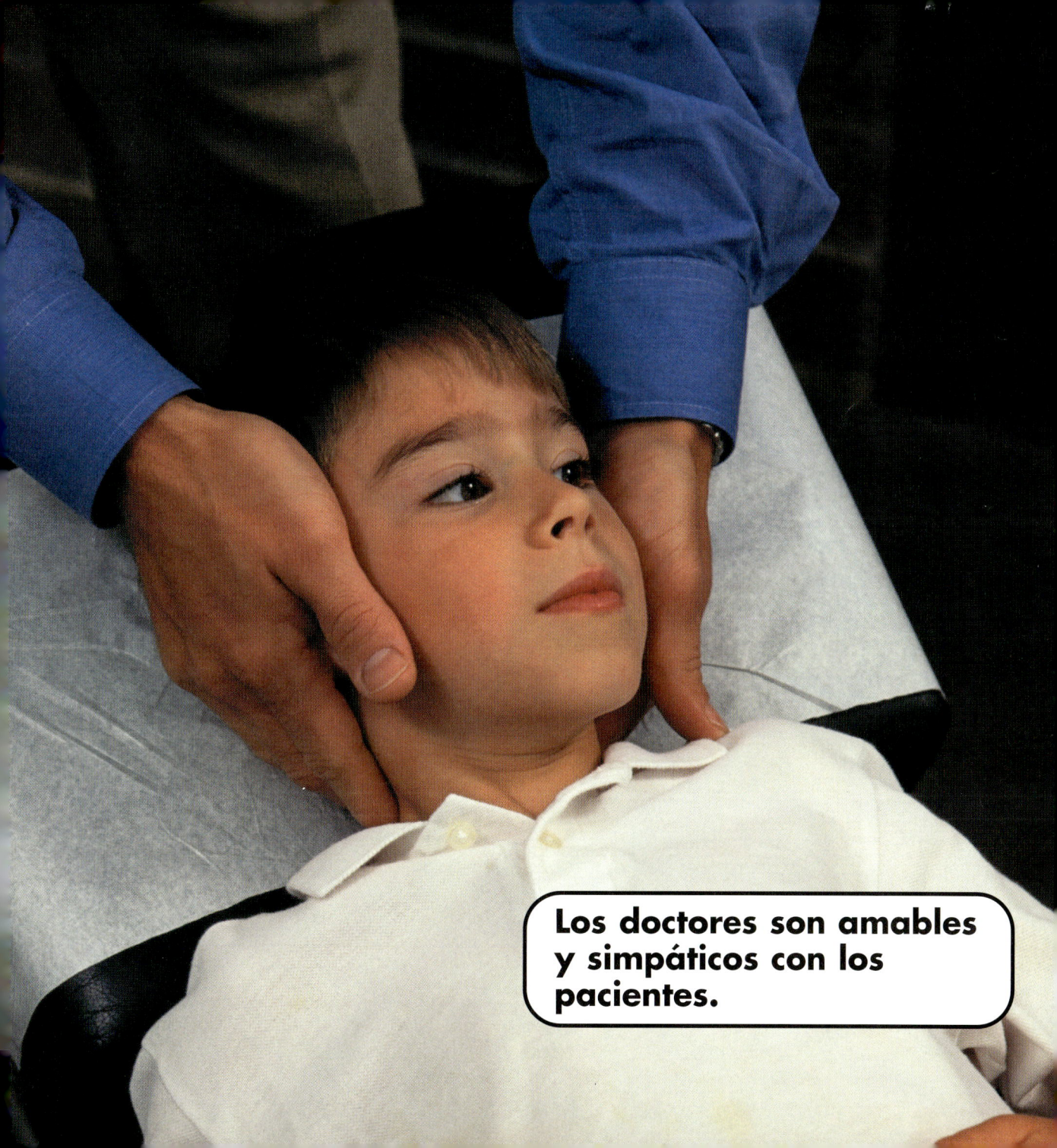

Los doctores son amables y simpáticos con los pacientes.

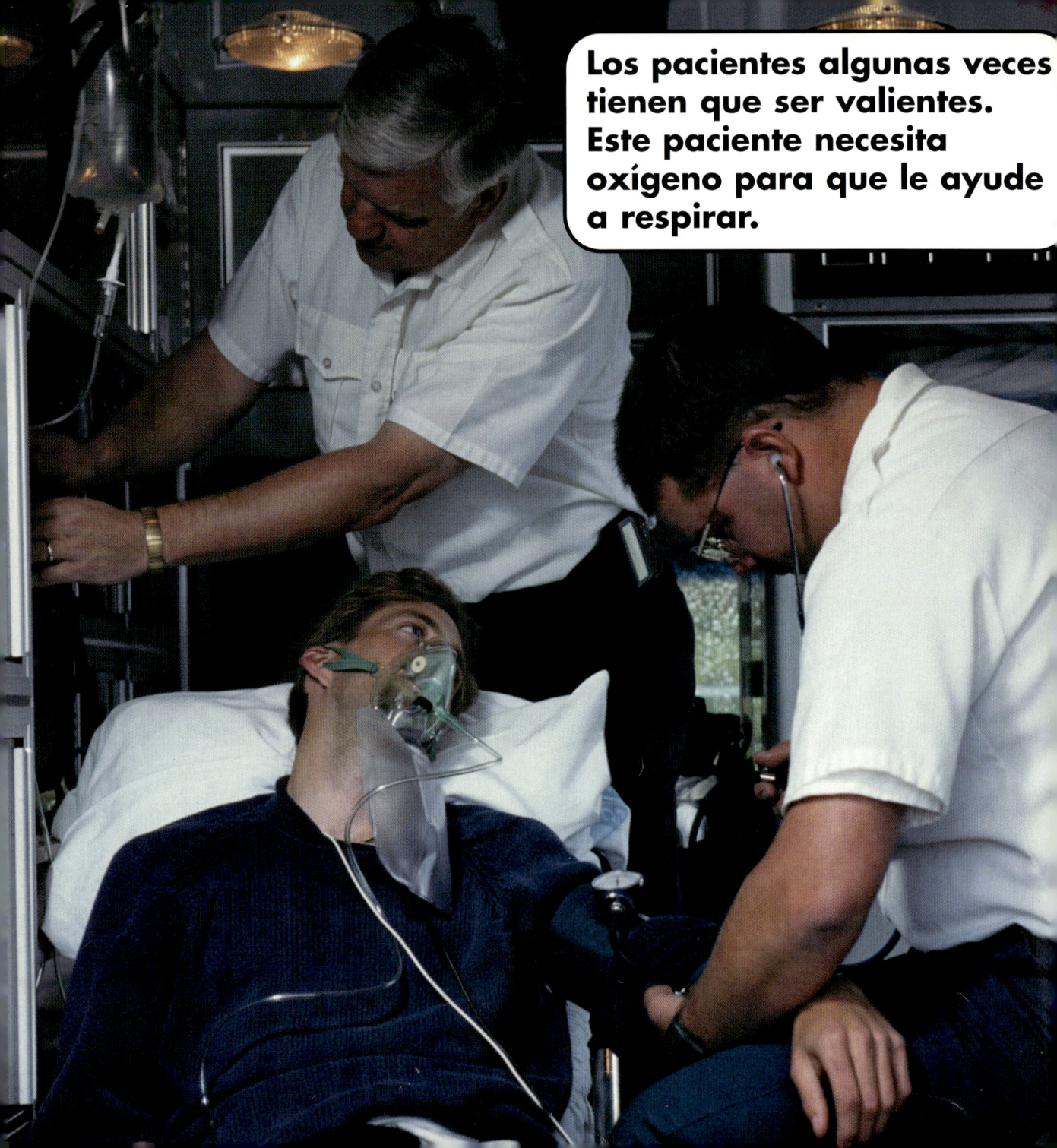

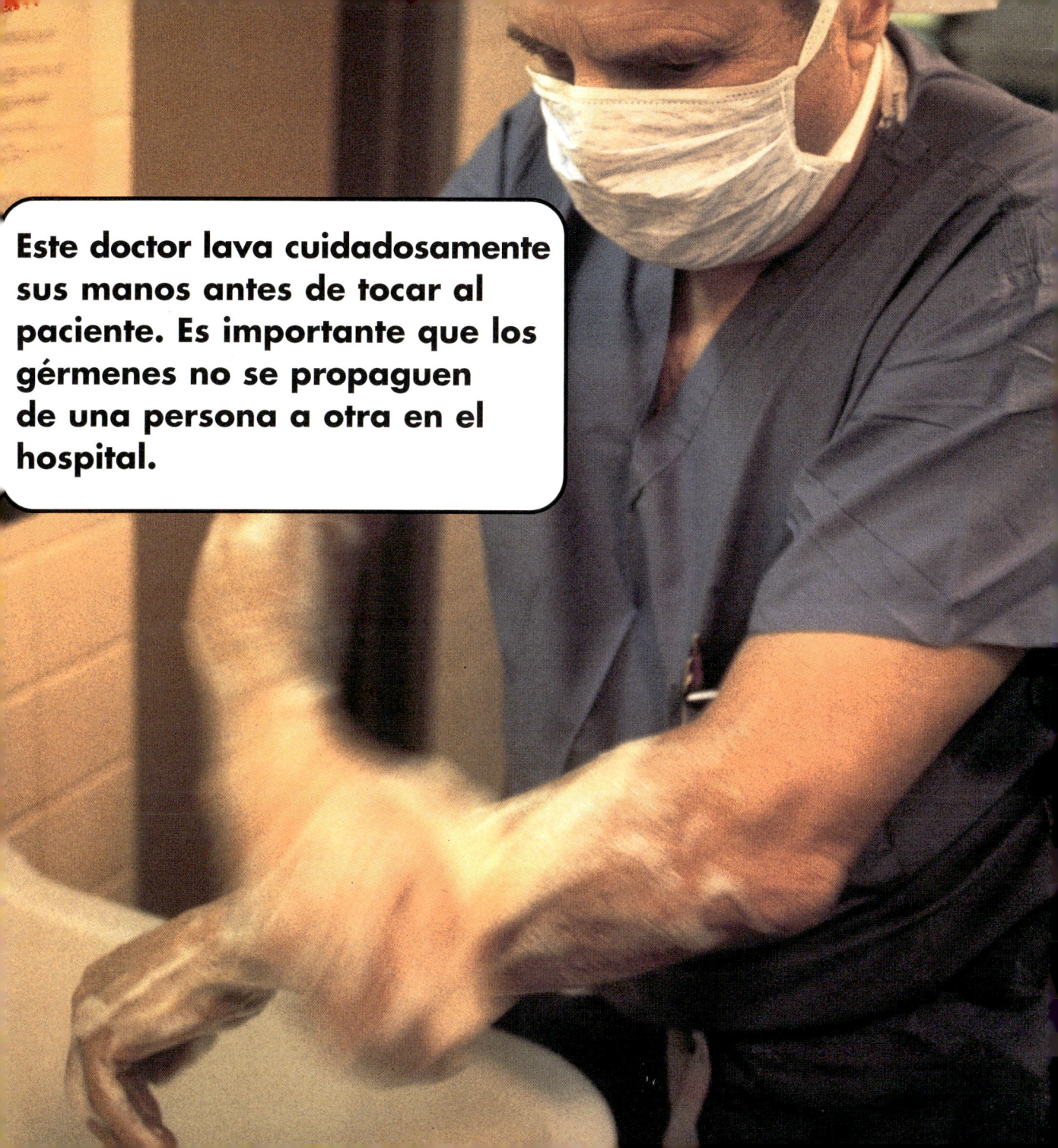

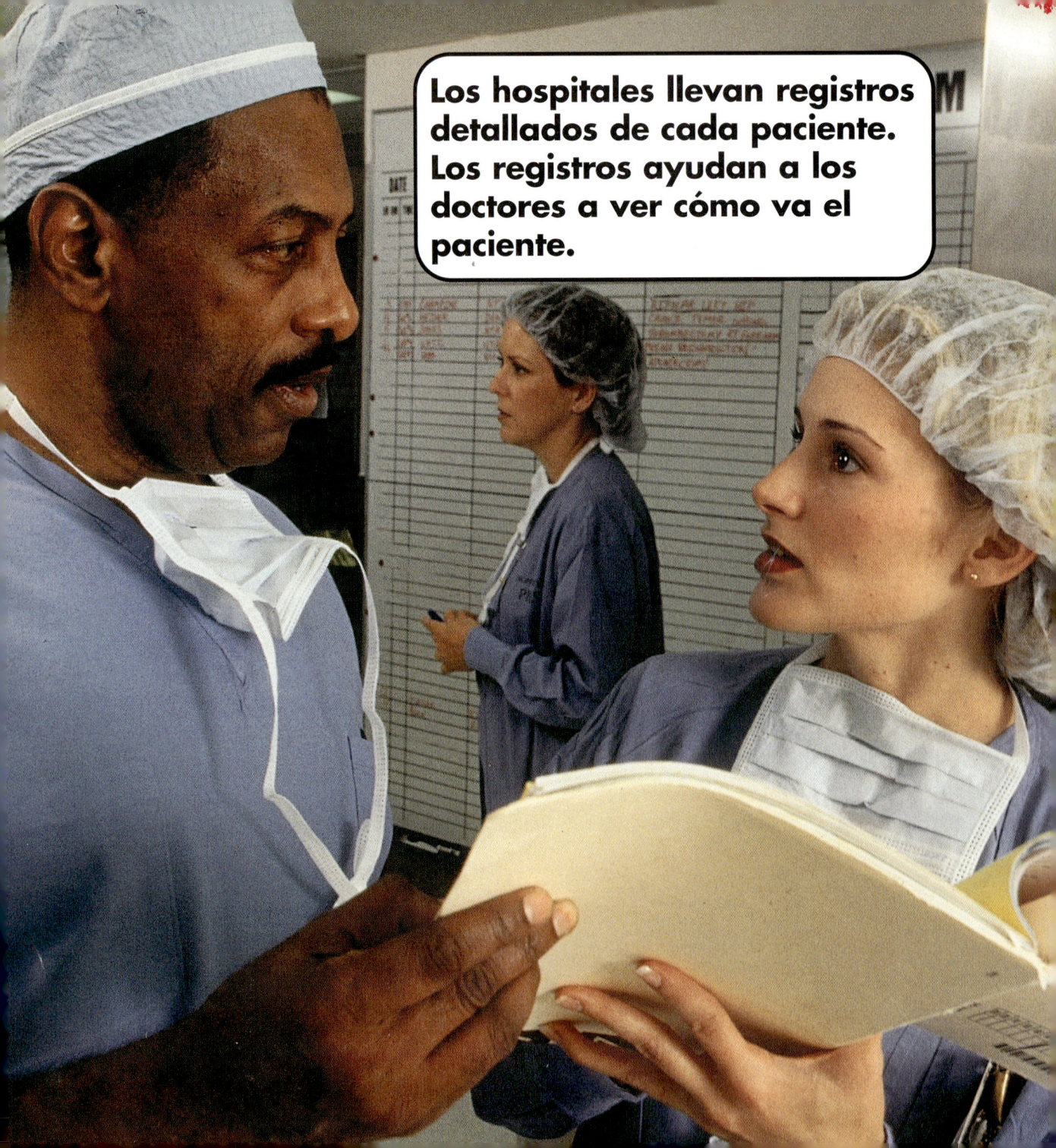

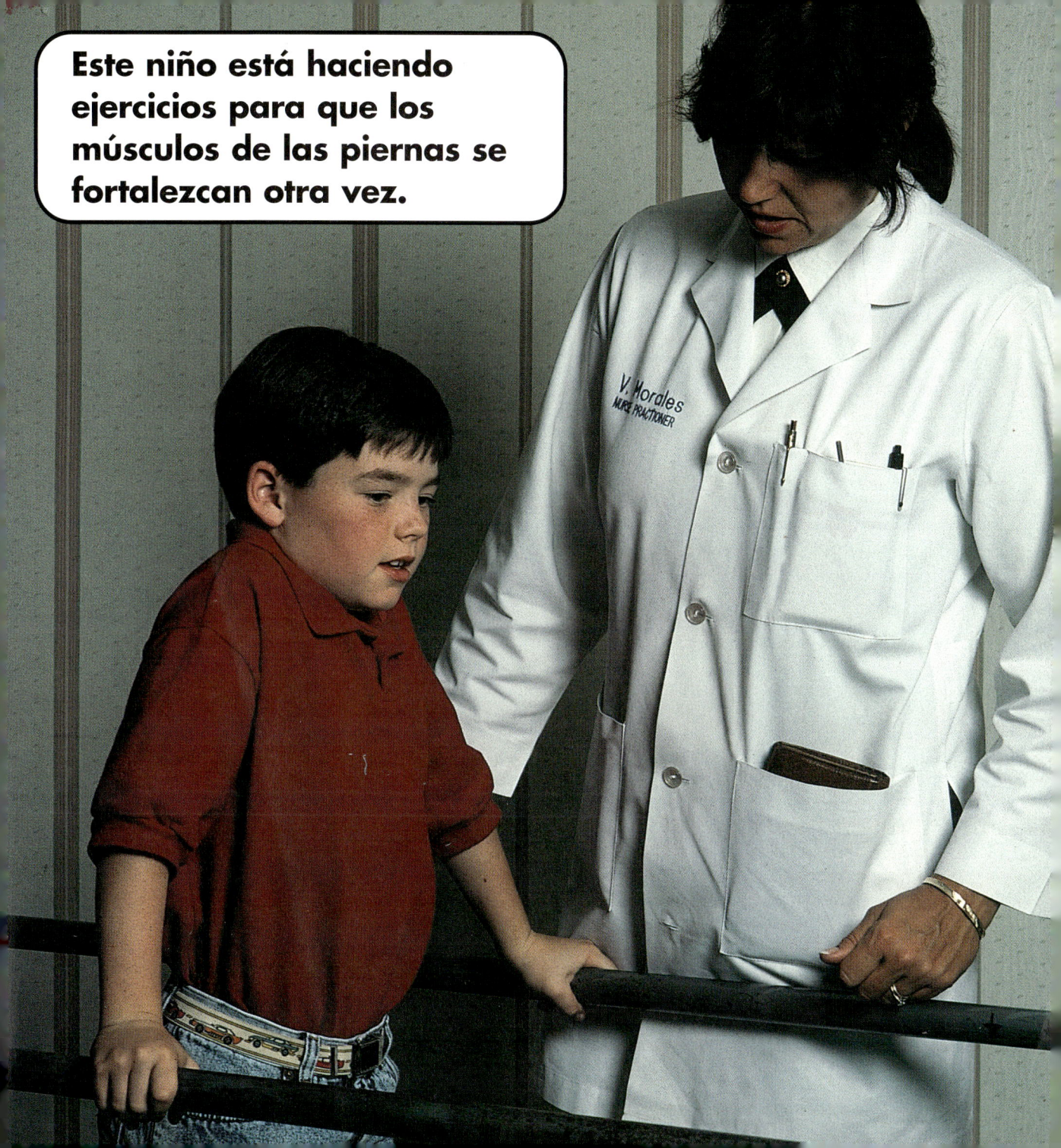

Este niño está haciendo ejercicios para que los músculos de las piernas se fortalezcan otra vez.

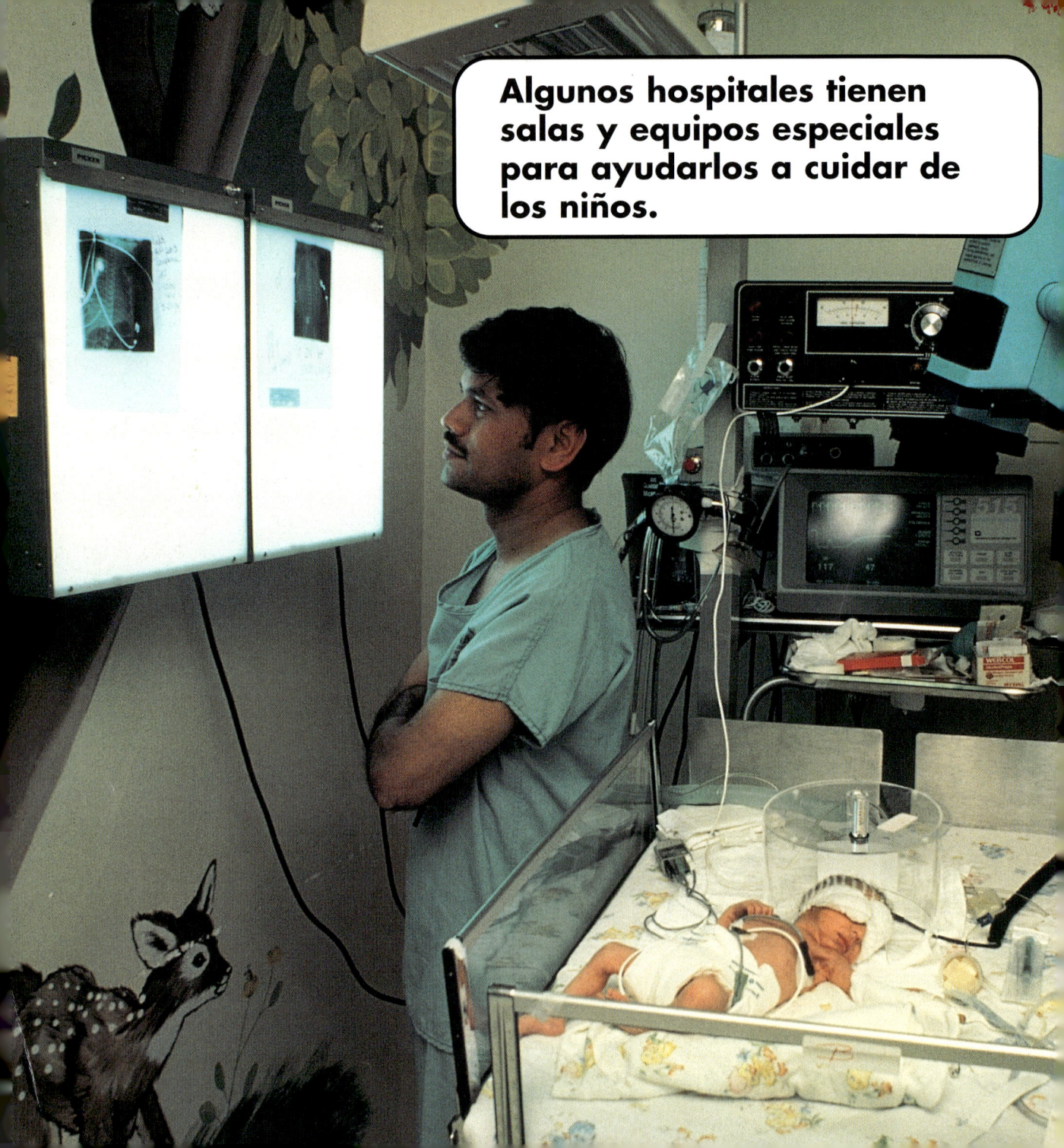

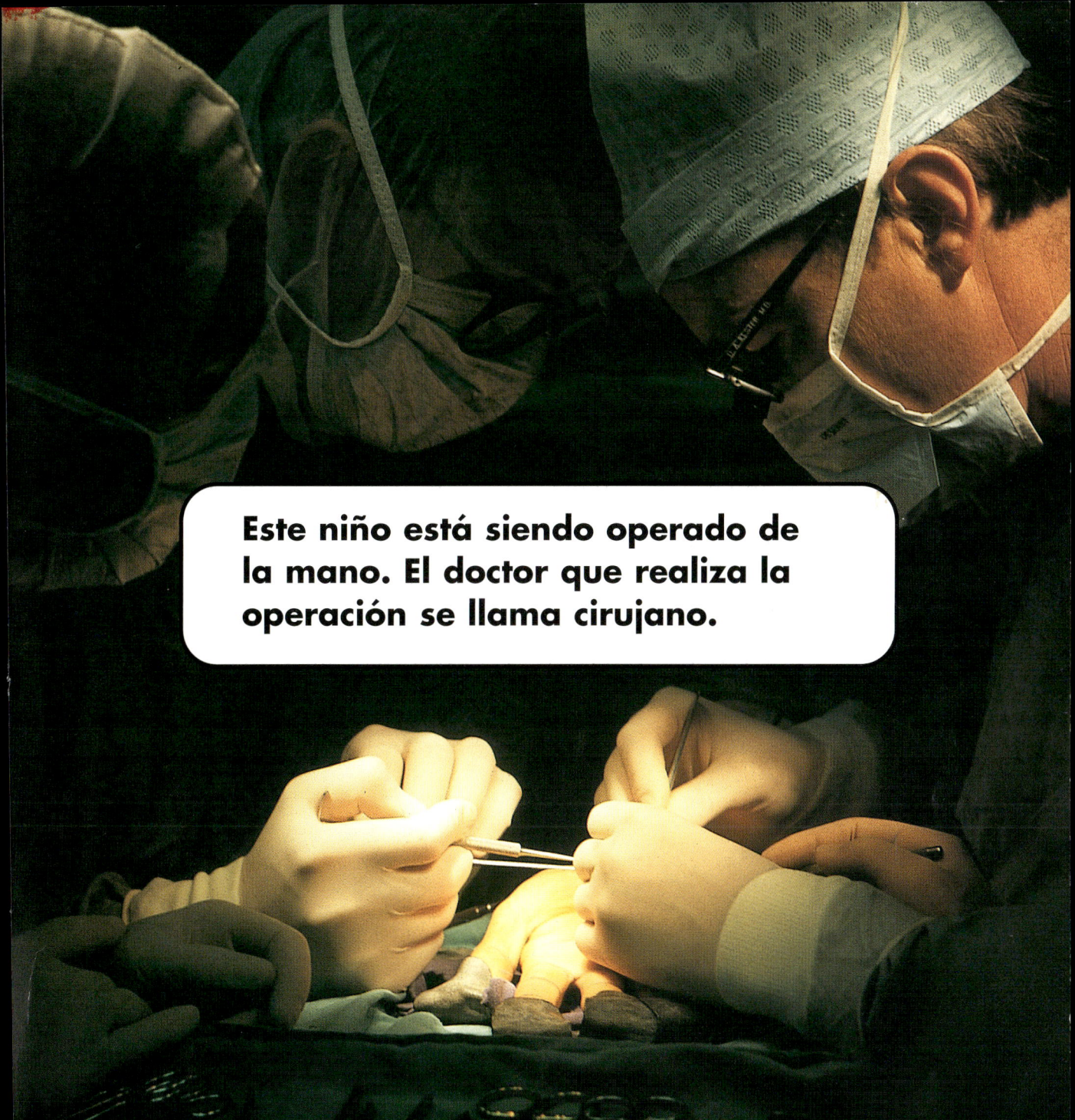

Este niño está siendo operado de la mano. El doctor que realiza la operación se llama cirujano.

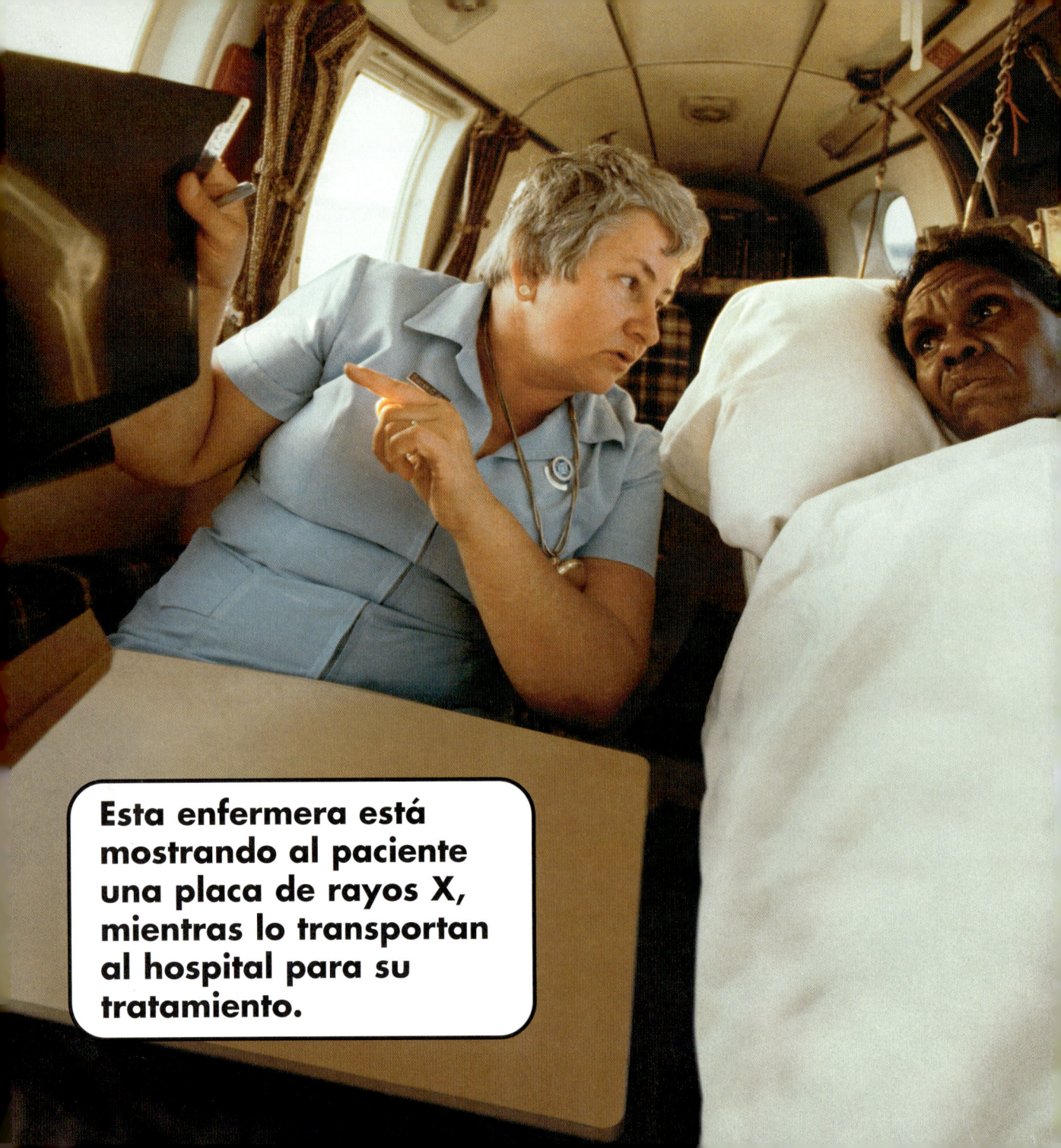

Esta enfermera está mostrando al paciente una placa de rayos X, mientras lo transportan al hospital para su tratamiento.

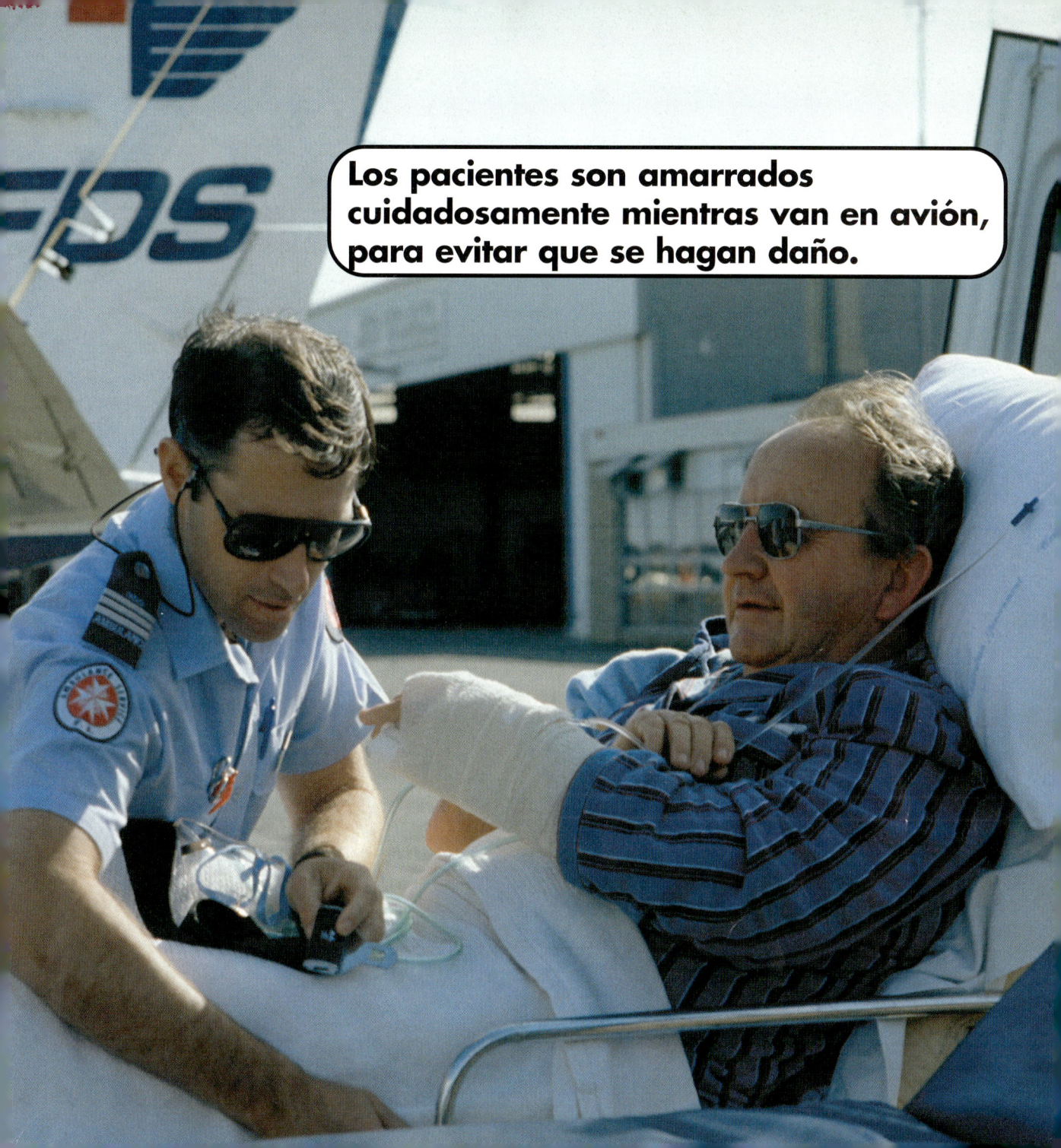

Los pacientes son amarrados cuidadosamente mientras van en avión, para evitar que se hagan daño.

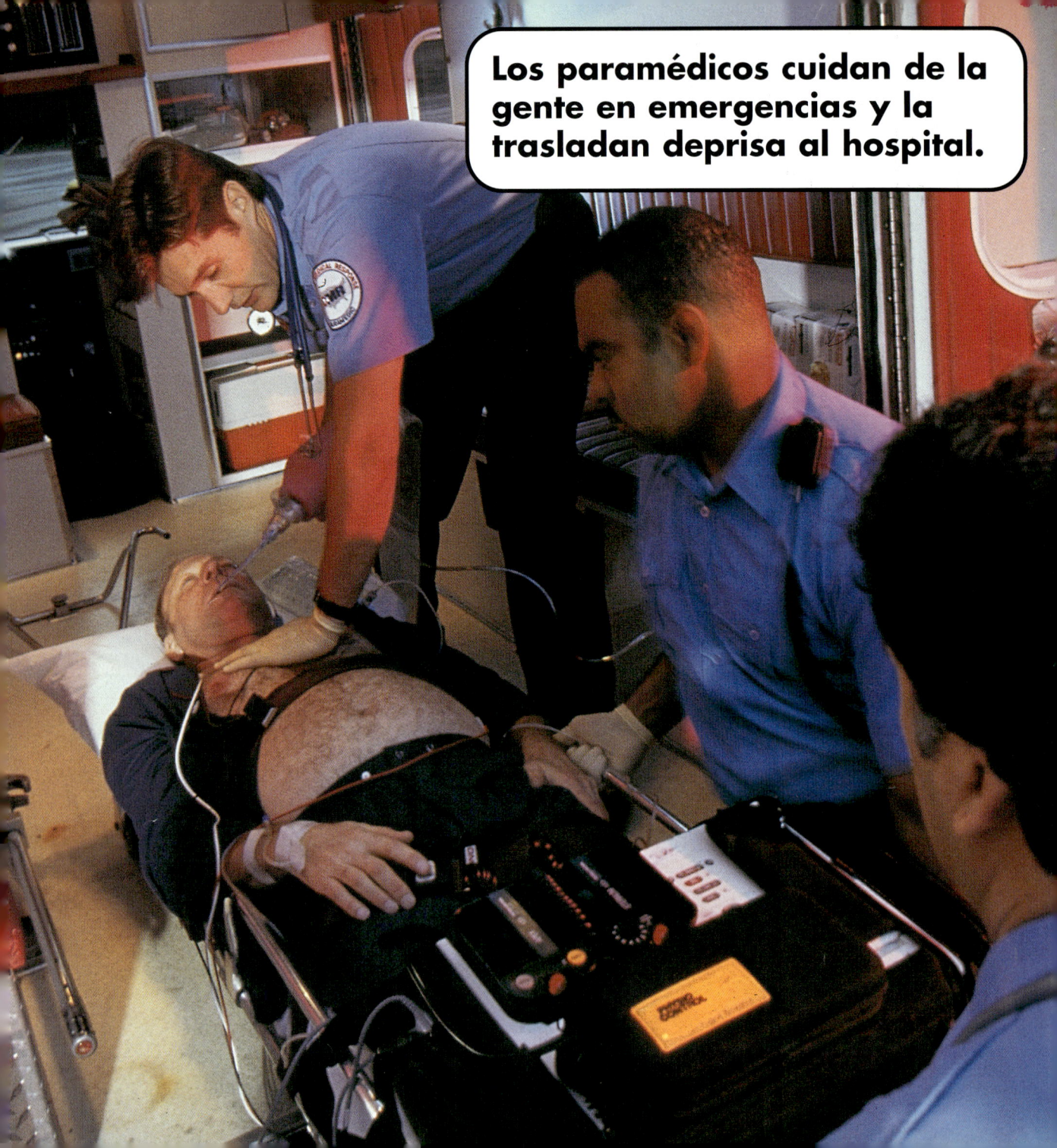

Los paramédicos cuidan de la gente en emergencias y la trasladan deprisa al hospital.

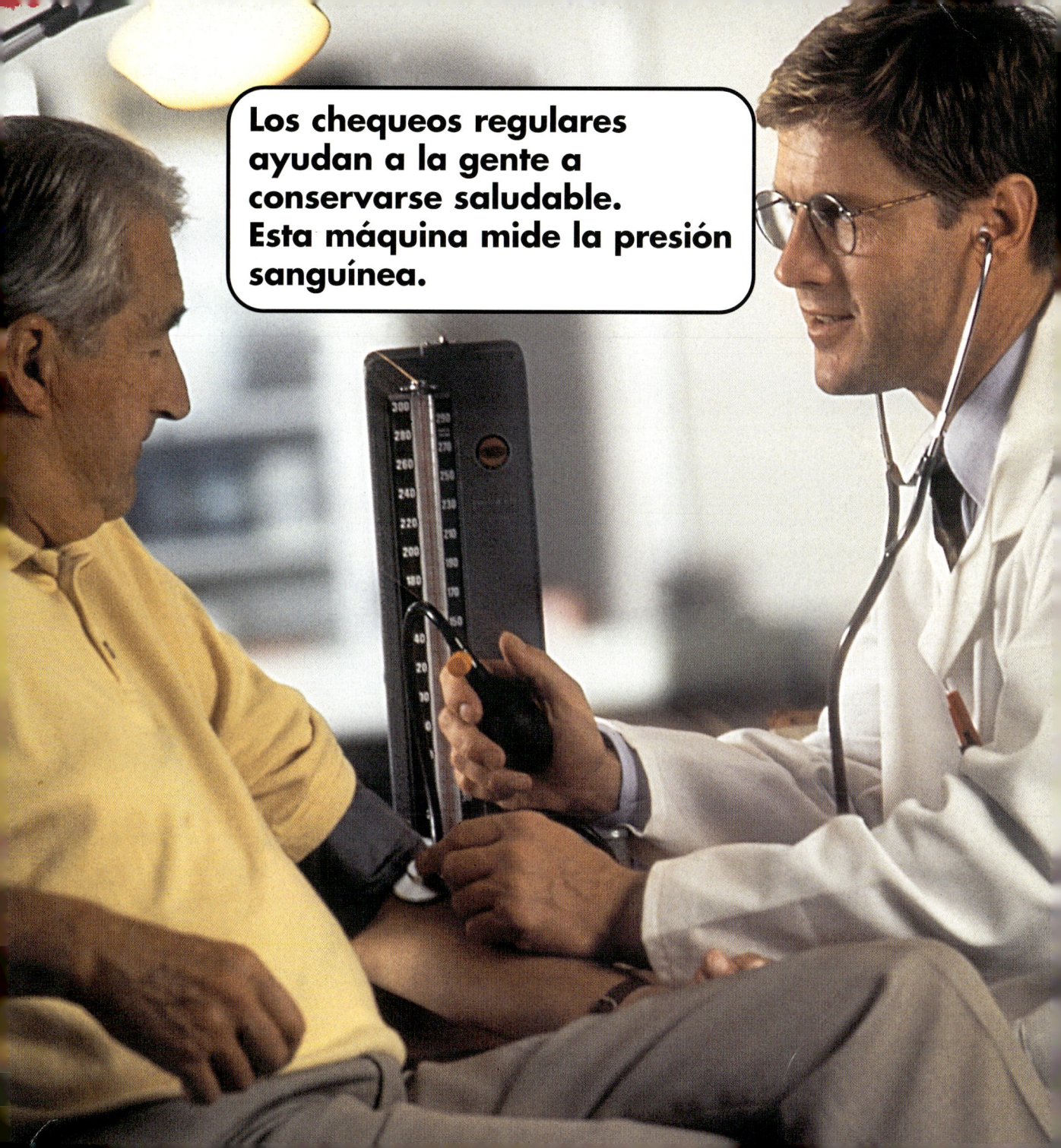

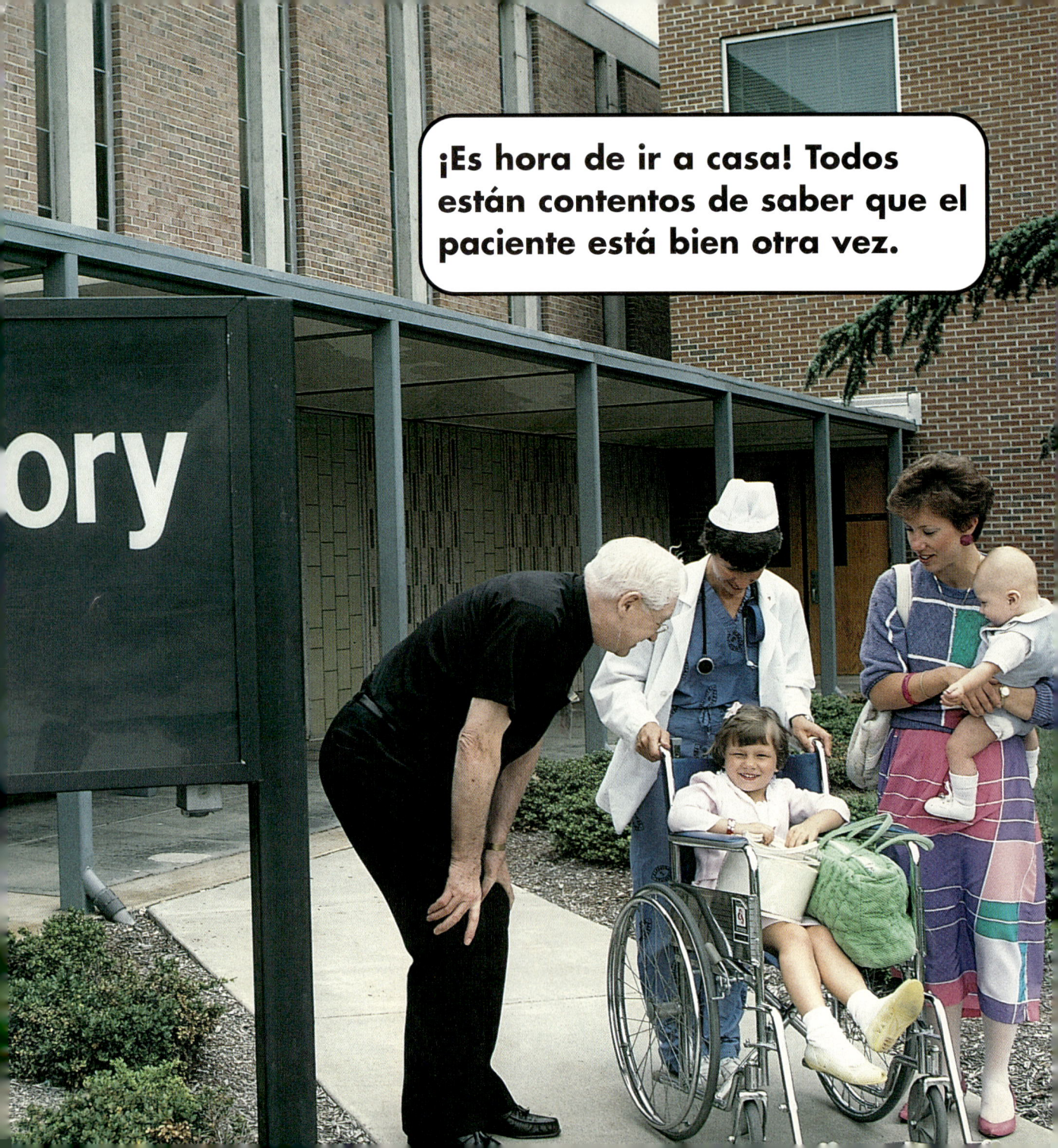